CONGRÈS FRANÇAIS DE CHIRURGIE
PARIS (Octobre 1904)

CHIRURGIE DE L'INTESTIN

1°) COLITES CHRONIQUES

(LEUR TRAITEMENT CHIRURGICAL)

2°) APPENDICITE

(INCISION DES ABCÈS PELVIENS D'ORIGINE APPENDICULAIRE)

Par le Dr Victor **PAUCHET**
MEMBRE CORRESPONDANT DE LA SOCIÉTÉ DE CHIRURGIE DE PARIS
CHIRURGIEN DES HOPITAUX D'AMIENS

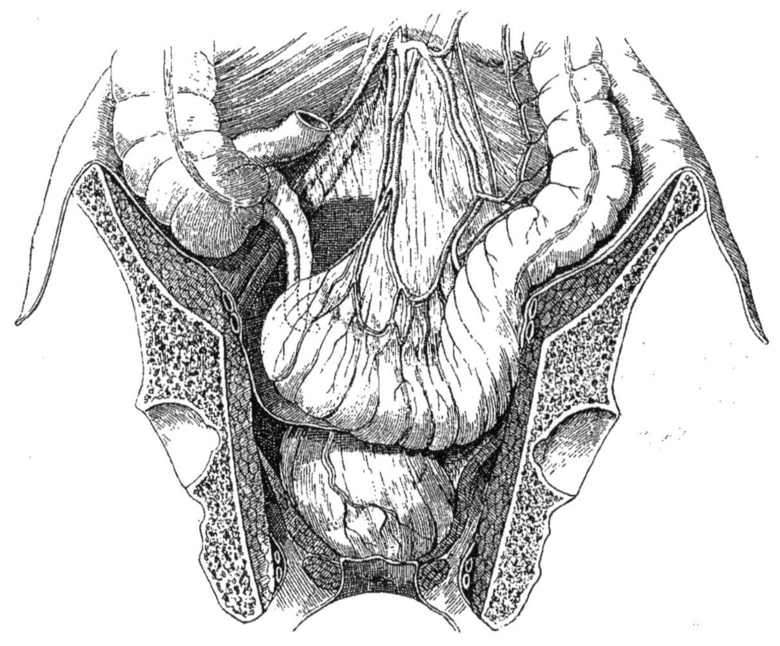

MONTDIDIER
IMPRIMERIE J. BELLIN

1905

CONGRÈS FRANCAIS DE CHIRURGIE
PARIS (Octobre 1904)

CHIRURGIE DE L'INTESTIN

1°) COLITES CHRONIQUES

(LEUR TRAITEMENT CHIRURGICAL)

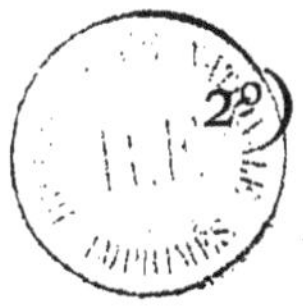

2°) APPENDICITE

*(INCISION DES ABCÈS PELVIENS
D'ORIGINE APPENDICULAIRE)*

Par le Dr Victor **PAUCHET**

MEMBRE CORRESPONDANT DE LA SOCIÉTÉ DE CHIRURGIE DE PARIS
CHIRURGIEN DES HOPITAUX D'AMIENS

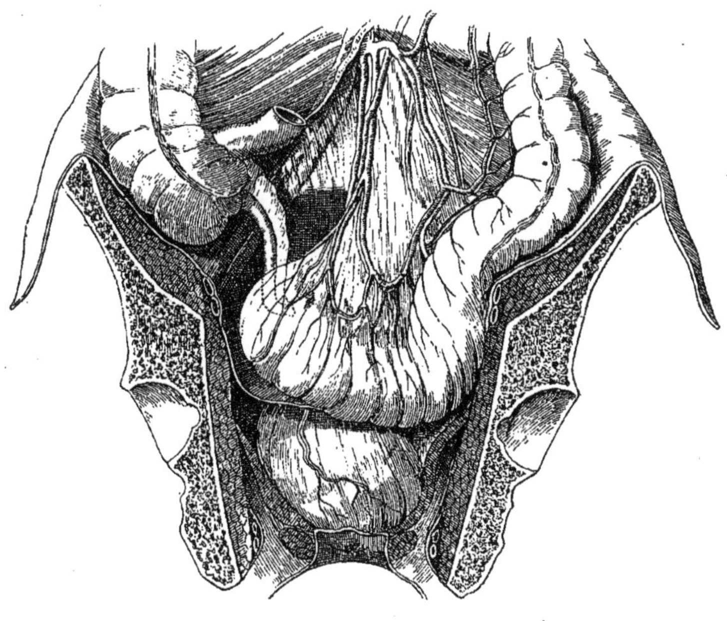

MONTDIDIER
IMPRIMERIE J. BELLIN

1905

1° COLITES CHRONIQUES

LEUR TRAITEMENT CHIRURGICAL

Les sujets atteints de côlite sont innombrables. Les femmes sont plus sujettes que les hommes aux lésions ou aux troubles fonctionnels provenant du gros intestin. Combien d'entre elles errent d'un cabinet médical à l'autre pour récolter les diagnostics les plus variés: métrite, salpingite, appendicite, neurasthénie, dilatation d'estomac, gastralgie, cholélithiase, névralgie pelvienne ou abdominale ! Les traitements les plus opposés sont prescrits ; le résultat est toujours nul. Tant que le thérapeute borne son moyen d'action à l'hydrothérapie ou à quelques médicaments calmants ou toniques, non toxiques, le mal n'est pas grand ; mais si le diagnostic inexact conduit le praticien à pratiquer l'extirpation de l'appendice, voire même celle de la vésicule ou de l'utérus, il est vraiment dommage pour la malade qu'une main plus expérimentée n'ait pas exploré son gros intestin.

DIVISION DES COLITES

On distingue deux sortes de côlites chroniques :

a) *La côlite muco-membraneuse*, caractérisée cliniquement par : la *constipation*, de *la douleur*, et des émissions par l'anus de *mucosités*, *glaires*, *membranes*, etc... La maladie se réduit à des troubles fonctionnels ; anatomiquement, il n'y a pas de lésions. Dans la grande majorité des cas, le traitement diététique et l'hygiène améliorent ou guérissent. Il est rare qu'on soit forcé d'opérer.

b) *Les côlites ulcéreuses* s'accompagnent de phénomènes plus graves : douleurs fixes, hémorragies, selles purulentes. Au point de vue anatomique, elles s'accompagnent d'ulcérations du gros intestin (dysenterie, tuberculose, ulcère simple). Elles peuvent entraîner des complications sérieuses (perforations, abcès, fistules). Finalement, elles aboutissent à la cachexie ou à la mort. L'intervention chirurgicale est le traitement de choix.

Que la côlite soit simple ou grave, l'exploration directe montre que le côlon est sensible au palper. La consistance et la forme de l'intestin sont variables : tantôt pâteux et mollasse, tantôt distendu et élastique, tantôt contracturé et donnant l'impression d'une corde ; ces divers états peuvent se rencontrer sur le même intestin ou sur le même sujet à quelques jours d'intervalle. Nombreuses sont les erreurs que ces signes objectifs font faire aux doigts inexpérimentés. Le côlon ascendant est pris pour un rein mobile ; l'angle côlique droit pour une vésicule ou un pylore ; le côlon transverse est assimilé à une tumeur de la grande courbure ; le côlon pelvien en a souvent imposé pour une trompe enflammée.

I. — *COLITE MUCO-MEMBRANEUSE*

Cette inflammation chronique du gros intestin ne relève d'aucune lésion anatomique spécifique ; elle se caractérise uniquement par la triade symptomatique suivante : *constipation*, *douleur*, *selles muco-membraneuses*.

ETIOLOGIE

Affection extrêmement fréquente dont il ne manque pas un exemple dans toute famille aisée, et qu'on trouve même dans la clientèle ouvrière. Cette fréquence est liée à celle du *neuro-arthritisme*, dont elle est une manifestation. C'est dire que la côlite est le résultat d'une intoxication chronique acquise ou héréditaire, intoxication dont les causes sont multiples : alcoolisme, *alimentation carnée*, syphilis, surmenage, etc ..

Les hommes sont moins souvent atteints que les femmes, et c'est surtout de 20 à 50 ans que cette maladie sévit. Toutefois, la côlite se rencontre aujourd'hui chez un grand nombre d'hommes et d'enfants.

SYMPTOMES CAPITAUX (1)

1° *Constipation.* — Cette constipation est souvent inconsciente. Le malade va quotidiennement à la garde-robe, mais les matières sont sèches, dures, insuffisantes ; l'intestin n'expulse que son trop plein. Parfois, sous l'influence du spasme de l'intestin, le diamètre du bol fécal est diminué, les matières ne sont guère plus grosses que le doigt ; on voit qu'elles ont été passées à la filière d'un intestin contracturé.

Enfin la constipation peut être totale et complète, et durer plusieurs jours. De temps en temps survient une débâcle diarrhéique. Cette diarrhée, précédée d'une colique violente, détermine une selle unique et liquide. Cette selle est accompagnée de scybales, de membranes ou de mucosités.

2° *Douleurs.* — Tantôt le malade éprouve dans le ventre d'une façon continuelle de la pesanteur, des brûlures ou des crampes.; tantôt ces douleurs surviennent par crises, qui correspondent aux spasmes de l'intestin. Ces douleurs suivent surtout le côlon transverse et se montrent ou redoublent 5 heures après les repas. Les crises peuvent être assez vives pour s'accompagner de pâleur, de sueurs, d'angoisse et même de vomissements et de fièvre ; elles se terminent généralement par la diarrhée. Quand elles durent plusieurs heures et même plusieurs jours, elles peuvent être confondues avec l'appendicite, l'occlusion intestinale, la cholécystite, la colique néphrétique.

3° *Selles muco-membraneuses.* — Le malade expulse par l'anus du mucus liquide ou concret. Ce mucus est expulsé isolément, ou bien il enrobe les matières. Les malades le comparent à des crachats, rubans, cylindres, filaments, pelotons de macaroni ou de vermicelle etc... Ces fausses membranes grisâtres ou blanchâtres, dont quelques-unes représentent le moule de l'intestin, se composent de fibrine englobant des cellules épithéliales et de nombreux colibacilles.

SYMPTÔMES SECONDAIRES

Nous avons dit précédemment que la côlite muco-membraneuse était liée au *neuro-arthritisme*; on rencontrera donc, chez tous les côlitiques, les manifestations de cette diathèse : neurasthénie,

(1) Lire la monographie du Docteur Froussard (de Plombières).

hystérie, dyspepsie, cholémie simple familiale, dysménhorrée, leucorrhée, ptose, eczéma, couperose, etc...

SYMPTÔMES OBJECTIFS

a) *Inspection :* Tous les malades atteints de côlite ont des « *ventres faibles* » ; la paroi abdominale est flasque, le ventre change de forme suivant que le malade se lève ou se couche, sa portion inférieure fait saillie pendant la station debout ; les flancs s'étalent et le ventre se creuse dans le « decubitus » dorsal.

b) *Palpation :* La tension générale du ventre est diminuée ; la paroi abdominale sans résistance. Le côlon transverse apparaît contracturé ou ptosé ; le cæcum est généralement distendu ou flasque et pâteux ; le côlon iliaque roule sous le doigt comme une corde. On sent moins facilement les angles côliques droit et gauche.

La palpation fait reconnaître des segments intestinaux contracturés ; ce spasme peut être général, mais le plus souvent les segments flasques alternent avec les segments mous. Souvent, un point qui paraissait flasque la veille est contracturé le lendemain : autrement dit, l'intestin en « tuyau de plomb » et l'intestin mou se succèdent sur le même individu et sur le même segment du côlon.

PRONOSTIC

Toutes les côlites muco-membraneuses ne se ressemblent pas. Tantôt cette affection est latente ; les douleurs n'existent pas, la constipation est légère. C'est par hasard que le malade remarque des muco-membranes dans ses selles. Tantôt la triade symptomatique est complète, mais la maladie présente de longues périodes de calme et de rémission. Tantôt la côlite s'accompagne de troubles psychiques ; les malades n'osent s'alimenter par crainte des douleurs et des fausses membranes ; ils ont la phobie de l'ulcère ou du cancer, et se laissent hypnotiser par leurs garde-robes. Toutes ces formes sont relativement bénignes. L'hygiène et le régime amènent facilement la guérison ou un *modus vivendi* acceptable.

Toutefois il existe des formes graves, s'accompagnant d'amaigrissement, de faiblesse, d'hémorragies. La peau devient terreuse, et le dépérissement s'accentue chaque jour. Pour ces derniers malades on peut tenter le traitement chirurgical, d'autant plus que ce dernier est bénin, et que les douleurs, l'asthénie, la constipation empêchent les malades de vaquer à leurs occupations.

TRAITEMENT MÉDICAL.

Le but du médecin est de diminuer le spasme intestinal ; de faire cesser la constipation et les sécrétions muco-membraneuses, de soutenir l'état général et de lutter contre l'intoxication d'origine intestinale.

1° *Hygiène générale :* Les règles suivantes sont communes à la plupart des maladies chroniques. Pas d'émotions, pas de surmenage ; vie réglée, bain fréquents, frictions cutanées, aération diurne et nocturne.

2° *Hygiène alimentaire.* — Pas de suralimentation ; choisir des aliments simples, digestibles, qui par leur texture physique ou leur composition chimique, n'excitent pas la tunique musculaire de l'intestin.

Le lait n'est toléré que caillé, on bien complet, mais alors sous forme de véhicule.

Les hydrocarbures (céréales, féculents, légumineuses) constituent l'aliment de choix. On les donnera associés au lait, sucre, jaunes d'œufs, beurre frais, sous forme de potages, bouillies, purées, soufflés. On fera usage de pain grillé, de pâtes d'Italie. Les légumes verts et les fruits cuits seront passés au tamis et accommodés sur la table par le malade. On boira une infusion chaude à la fin du repas ; on se passera de thé et de café.

Agents physiques :

a) Cure d'air.

b) Hydrothérapie.

c) Lavages d'intestin sans pression.

d) Eaux minérales (Plombières pour les excités, ceux qui souffrent, — Châtel-Guyon pour les déprimés).

e) Massage, gymnastique et *électricité.*

f) Purgatifs non irritants : huile d'olive, miel, sels de magnésie, huile de ricin.

g) Lavement d'huile le soir en se couchant ; le garder la nuit. *Pendant la crise* on gardera le repos au lit ; on donnera du chloral ou de la codéine ; on appliquera sur le ventre des cataplasmes, ou on le frictionnera légèrement. Comme nourriture on aura recours aux bouillies légères cuites à l'eau ou au bouillon de légumes.

II. — *COLITES ULCÉREUSES*

Les ulcérations du gros instestin sont le résultat de la *tuberculose*, de la *dysenterie*, ou de ce qu'on est convenu d'appeler *l'ulcère simple*. Cette dernière affection, qu'on trouve également sur l'intestin grêle, mais surtout sur l'estomac et le duodénum, est vraisemblablement d'origine toxique, et ne relève pas d'un agent spécifique.

ANATOMIE PATHOLOGIQUE

a) *Dysenterie* : cette affection détermine des ulcérations qui sont remplacées à la longue par des cicatrices fibreuses, ou bien qui déterminent une infiltration fibreuse de tout l'intestin, qui devient épais, dur et rétréci.

b) Les *ulcérations tuberculeuses* peuvent être petites et peu nombreuses, ou au contraire étendues et confluentes sur une grande partie de la muqueuse.

c) L'*ulcère simple* est constitué par une ulcération plus ou moins arrondie ou ovalaire, le plus souvent unique, et siégeant surtout sur le côlon pelvien et les angles côliques.

Ces diverses ulcérations peuvent se cicatriser, ou aboutir à une perforation. Chacun sait les conséquences de ces deux processus. D'une part, c'est le rétrécissement de l'intestin, les adhérences péritonéales et l'occlusion chronique ou aiguë ; d'autre part, il faut craindre la péritonite, les abcès stercoraux, fistules, etc...

SYMPTÔMES

Les symptômes sont ceux de la côlite muco-membraneuse : constipation alternant avec la diarrhée, douleurs continues ou survenant par crises, émission de muco-membranes dans les selles. Le palper de l'abdomen révèle un côlon douloureux, flasque ou contracturé. Il y a en outre certains caractères qui peuvent faire penser à une ulcération d'intestin. Les douleurs sont souvent plus vives ; les crises sont plus graves, *la douleur est plus fixe*, soit que le malade la localise, soit que le médecin la limite toujours au même endroit. On trouve dans les selles *du pus et du sang*. L'état général s'altère vite.

Il résulte de ces caractères cliniques que les côlites rebelles, graves, ulcéreuses peuvent en imposer pour un rétrécissement cicatriciel de l'intestin ou un cancer au début. Quand on hésite entre ces trois affections, il est bon d'avoir recours à une laparotomie exploratrice qui convient à chacune d'elles, et constitue le premier temps de leur traitement.

TRAITEMENT

Les côlites ulcéreuses seront traitées chirurgicalement. Si le chirurgien est appelé pour une perforation, un abcès, ou une occlusion, le traitement est dirigé contre la complication. Mais si le chirurgien est consulté en dehors des accidents précédents, il ne devra opérer qu'après échec du traitement médical.

Genres d'opérations à pratiquer. — S'il s'agit d'un ulcère simple, *on excisera* la zone malade et on suturera en laissant un large calibre à l'intestin. Si le segment atteint est facile à enlever, comme le cæcum, on *le réséquera*. Quand le segment est difficile à atteindre, comme l'angle gauche du côlon, on *anastomosera* le segment distal avec le segment terminal.

Pour les inflammations diffuses, il faudra dériver les matières, et mettre le côlon au repos ; cette mise au repos s'obtient par *l'anus artificiel* et *l'entéro-anastomose*.

L'anus artificiel se fera toujours sur le cæcum ; il est facile de savoir quand il faut le créer, mais il est délicat de savoir quand il faut le fermer.

Comme anastomose on fera *l'iléo-sigmoïdostomie*, avec ou sans *exclusion unilatérale*. Cette anastomose s'accompagnera de diarrhée pendant quelque temps, mais celle-ci est purement passagère. Quand on fait l'anus cæcal, on profite de la fistule pour faire des *lavages oxygénés* ou autres. Les douleurs disparaissent ; les pertes purulentes et sanguines cessent. Malheureusement les récidives sont fréquentes dès qu'on ferme l'anus cæcal.

INDICATIONS THÉRAPEUTIQUES DES COLITES EN GÉNÉRAL

Dès qu'une côlite est reconnue, le premier soin du médecin doit être de la traiter médicalement. Le traitement comprendra : un repos relatif ou complet, les bains chauds pour les excités, les douches pour les déprimés, des frictions cutanées dans les deux cas. Le massage du ventre est à recommander aux constipés dans l'intervalle des crises douloureuses. Le malade dormira la fenêtre ouverte, et vivra le plus possible au grand air.

Comme hygiène alimentaire, le côlitique boira de l'eau bouillie, en dehors des repas ; à la fin des repas il absorbera une infusion chaude (camomille, tilleul, menthe, malt grillé, etc...). Tous les soirs il prendra un lavement d'huile d'olive (200 à 250 gr.) qu'il gardera toute la nuit. Le lendemain matin, un grand lavement de 2 litres, sans pression, le corps étant allongé sur le côté droit. Si les évacuations sont incomplètes, on ordonnera un peu d'huile de ricin ou une eau purgative naturelle. Comme aliments, le lait, les jaunes d'œuf et le sucre ne seront consommés que sous forme de véhicule. On permettra les fruits cuits, les légumes verts passés au tamis. Le malade les accommodera lui-même à table avec un peu de beurre frais. On usera surtout de féculents, légumineuses, céréales sous forme de purées, potages, bouillies, pâtes d'Italie, etc... La viande, le poisson seront permis aux déprimés en petite quantité et à un seul repas.

TRAITEMENT CHIRURGICAL

Les formes ulcéreuses doivent être toujours opérées à cause des complications qui menacent le malade ; mais ces formes rares ne sont pas seules du ressort chirurgical. Je considère que notre champ d'action est beaucoup plus étendu. *Il faut opérer* sans aucun doute *les formes ulcéreuses*, mais il faut opérer aussi certaines *côlites muco-membraneuses graves*, celles qui s'accompagnent de dépérissement, celles qui donnent naissance à des douleurs violentes simulant l'occlusion, l'appendicite, la cholécystite, etc... Il faut opérer un certain nombre de malades chez qui un régime sévère, le repos, une cure d'eau minérale produiraient uue amélioration, mais auxquels la situation sociale interdit ces moyens thérapeutiques.

Les côlites muco-membraneuses graves, rebelles, tenaces, doivent donc être traitées chirurgicalement.

Mode de traitement des côlites muco-membraneuses.

Il ne saurait être question ici d'excision ou de résection intestinales puisqu'il n'y a pas de lésions proprement dites, ou puisque celles-ci se réduisent à quelques brides légères, ou à quelques plaques laiteuses. On n'aura pas recours davantage à l'anus cæcal, si utile dans quelques formes ulcéreuses ; cette affection crée une infirmité répugnante dont les inconvénients seraient souvent supérieurs aux accidents déterminés par la maladie traitée. Les côlites chroniques, susceptibles d'être opérées, seront traitées par l'*iléo-sigmoïdostomie* (anastomose de la dernière anse de l'iléon avec le côlon pelvien).

TECHNIQUE OPÉRATOIRE

1° *Préparation du malade.* — Comme nous l'avons déjà dit, nos malades, susceptibles d'être laparotomisés, sont préparés pendant une semaine entière avant l'intervention. L'intestin est soigneusement évacué par des purgatifs faibles et répétés, auxquels on associe des lavages d'intestin donnés à plusieurs reprises dans la journée. Pendant cette phase préparatoire, le malade boit à discrétion du bouillon de légumes, de la limonade, et suce du raisin, des oranges ; il garde le repos au lit.

2° *Laparotomie* et *exploration.* — On fait une incision allant de l'ombilic au pubis. Le gros intestin est exploré avec soin ; on reconnaît de la sorte s'il n'existe pas de tumeur, d'adhérences ou d'appendicite chronique. L'usage du plan incliné pendant quelques minutes est généralement fort utile. Cette exploration terminée, on cherche le côlon pelvien, on l'amène au contact de l'intestin grêle. On choisit la dernière anse de l'iléon à 10 ou 15^cm^ du cæcum. Quand le côlon iléo-pelvien est muni d'un méso court, on est forcé de le mobiliser en incisant au ras de l'intestin le feuillet externe du méso-côlon iliaque.

3° *Anastomose iléo-sigmoïdienne.* — Le malade est replacé dans la position horizontale ; le gros intestin et l'iléon sont amenés au dehors sur une longueur de 10^{cm} pour chaque segment. La cavité péritonéale est protégée par des compresses.

On peut alors procéder de deux façons : ou bien on pratique l'entéro-anastomose pure et simple, ou bien on la complète par une exclusion unilatérale.

a) Entéro-anastomose latérale simple. — Entre l'anse grêle la plus voisine du cæcum et la portion la plus mobile du côlon iléo-pelvien, on pratique une anastomose maintenue par deux rangées de sutures à la soie. Il faut avoir soin de faire une ouverture très large (5 à 7^{cm}). Pour cette raison on ne peut employer le bouton de MURPHY.

b) Entéro-anastomose latérale complétée d'exclusion unilatérale. — Le premier temps de l'opération consiste à séparer complètement le cæcum de l'intestin grêle. Voici comment nous procédons : à quelques centimètres du cæcum, nous isolons un segment de 3cm ; le mésentère est lié ; le segment isolé est écrasé à l'aide d'un angiotribe ; la portion laminée est sectionnée entre deux ligatures à la soie fine. Chaque moignon est enfoui sous une suture en bourse. L'intestin grêle est ainsi séparé du gros intestin. Il reste maintenant à aboucher la fin de l'iléon avec le côlon pelvien. Nous pratiquons cette anastomose latérale à l'aide d'un bouton de MURPHY ; de cette façon, l'opération est plus rapide. Le bouton est éliminé du 5e au 10e jour.

4° *Fermeture du ventre.* — L'abdomen est fermé en deux ou trois plans sans drainage.

RÉSULTATS IMMÉDIATS

Cette intervention est d'une bénignité extrême. Nous n'avons jamais observé la moindre dépression, ni la moindre réaction péritonéale. Les suites sont très courtes, et les malades se lèvent du 15e au 18e jour.

Voici les phénomènes que nous avons remarqués :

1° *Hémorragie.* — Chez une malade il y a eu une selle sanglante, le soir de l'opération. L'intervention avait été faite avec des sutures. Pour éviter l'infection, on évacua immédiatement l'intestin à l'aide d'un purgatif et des lavages oxygénés copieux.

2° *Douleurs.* — Chez la plupart des malades, non seulement on n'a pas observé la cessation immédiate des douleurs, mais le plus grand nombre s'est plaint de violentes coliques pendant les quelques heures qui suivirent l'opération. Le résultat n'est donc pas aussi rapide qu'à la suite des gastro-entérostomies pour ulcère, après lesquelles la douleur cesse immédiatement. Ces phénomènes pénibles vont s'atténuant progressivement, et disparaissent au bout de une ou plusieurs semaines.

3° *Diarrhée.* — Toutes les opérées étaient constipées avant l'intervention. Le contenu de l'intestin grêle, arrivant dans le rectum, détermine au début de la diarrhée. Cette diarrhée cesse généralement au bout d'une semaine ; quelquefois elle se prolonge quinze à vingt jours.

RÉSULTATS ÉLOIGNÉS

1° *Constipation.* — Cet accident a disparu chez la presque totalité de nos malades ; la plupart ont une ou deux selles molles par jour ;

quelques-unes pourtant ne vont à la garde-robe que tous les deux jours. Chez une malade j'observe encore des alternatives de constipation et de diarrhée. Ces accidents sont toutefois moins prononcés qu'avant l'intervention. J'attribue ce résultat incomplet à l'étroitesse de la bouche anastomatique que j'ai faite.

2° *Douleurs.* — Les phénomènes douloureux ne disparaissent jamais subitement ; ils s'atténuent lentement, progressivement. Ils disparaissent complètement dans la moitié des cas. Les sujets, chez qui la douleur persiste, se trouvent néanmoins très améliorés. Chez une malade je n'ai constaté aucun résultat.

3° *Muco-membranes.* — Les sécrétions côliques diminuent très rapidement. Toutefois un certain nombre de malades présentent encore quelques membranes, quoique en faible quantité.

4° *Etat général.* — Dans tous nos cas, ce dernier a été sensiblement amélioré. Chez deux nerveuses, que je considère comme des succès très incomplets, et qui continuent à se plaindre amèrement de leur sort, le teint est redevenu normal, l'embonpoint s'est accru, et le résultat objectif est excellent.

CONCLUSIONS

Les côlites ulcéreuses, et même certaines côlites simples sont susceptibles d'un traitement chirurgical. Le traitement donnera son résultat maximum chez les sujets très constipés chez lesquels la constipation alterne avec la diarrhée ; chez les malades qui rendent en abondance des muco-membranes ; chez ceux qui présentent une altération de l'état général, un dépérissement progressif ; chez ceux qui ont des crises passagères violentes simulant l'occlusion, l'appendicite, etc... Chez tous ces malades l'intervention chirurgicale donnera un résultat qui sans être toujours parfait constituera cependant une très sérieuse amélioration.

On évitera d'opérer les nerveux chez lesquels la douleur est continue et ne procède pas par crises ; ceux chez qui la constipation ne constitue pas un trouble important. L'intervention consistera à mettre le gros intestin au repos en pratiquant l'anastomose iléo-sigmoïdienne. L'anastomose simple et large ne paraît ni supérieure ni inférieure à l'anastomose complétée d'exclusion latérale.

OBSERVATIONS

OBSERVATION I

Colites très douloureuses. — Crises simulant l'occlusion aiguë. — Iléo-sigmoïdostomie au bouton. — Guérison complète.

M. R..., voyageur de commerce, souffre depuis 3 ans par intermittence de crises douloureuses à gauche, ayant fait penser à des coliques néphrétiques ; on lui a conseillé Contrexeville. Il suit un régime assez sévère, et malgré cela les douleurs persistent. Jamais d'hémorragies, sauf un léger écoulement hémorroïdaire. La constipation est assez opiniâtre et coïncide avec les périodes douloureuses. Il a rendu à plusieurs reprises des glaires ou des fausses membranes qu'il a prises pour des ténias.

Je fais le diagnostic d'obstruction chronique causée probablement par un cancer du côlon descendant.

Laparotomie en avril 1900. Je suis d'abord frappé par une odeur fortement alliacée qui se dégage de l'abdomen. Au premier abord pas de lésion appréciable du côlon. En examinant avec soin je trouve l'anse illiaque rétractée, dure ; sa séreuse est parsemée d'une série d'épaississements sous forme de stries blanchâtres. Il me paraît si nettement que ce spasme persistant du côlon doit être la cause des douleurs, que j'anastomose à l'aide d'un bouton la fin de l'intestin grêle et le côlon pelvien. L'anastomose est faite au bouton, assez lentement, car j'avais à cette époque moins l'habitude de cette technique. Le côlon iliaque était peu mobile ; aujourd'hui, je ne manquerais pas de le mobiliser suivant la technique de Quénu et Duval.

Suites. — Les suites immédiates n'ont pas été très bonnes ; le malade a beaucoup souffert pendant 8 jours. A plusieurs reprises j'hésitai à le réopérer ; néanmoins les choses s'arrangèrent, et je cessai d'aller voir mon malade, qui quitta la région. Depuis cette époque, à chaque nouvelle année, je reçois de lui une lettre de reconnaissance. Sa guérison est complète ; sa vie transformée ; les selles régulières ; l'état général très bon. Depuis deux ans et demi, il n'a pas eu une seule crise douloureuse.

OBSERVATION II

Côlite simple simulant des poussées de cholécystite. — Entéro-anastomose. — Guérison.

Mme T., 38 ans. Cette femme m'est adressée en avril 1902 avec le diagnostic cholécystite. Une ou deux fois par mois, elle est prise de violentes douleurs dans la région sous-hépatique, avec vomissements, état syncopal, à la suite desquels elle émet, par l'anus, des membranes, des glaires, des matières fécales blanches, dures, arrondies comme des excréments de chien. Elle précise nettement la douleur à droite.

Laparotomie latérale droite. Je tombe sur des adhérences unissant la vésicule à l'intestin ; le cholécyste est souple, peu volumineux et ne contient aucun calcul. Les adhérences couvrent une partie du côlon ascendant et du côlon transverse. Je ferme la plaie et pratique une anastomose iléo-sigmoïdienne avec un gros bouton. La guérison s'opère rapidement sans incidents. Le bouton est éliminé au bout de 8 jours. Depuis cette époque, les selles de la malade sont absolument normales ; elle éprouve encore par moment des sensations de brûlures dans le ventre, de la pesanteur dans les reins, l'hypogastre et les flancs. Mais, somme toute, elle vaque à ses occupations et n'éprouve nullement le besoin de se soigner de nouveau.

OBSERVATION III

Ulcération cicatricielle de l'intestin. — Entéro-anastomose. Guérison.

Mme P... 35 ans, souffre depuis 15 ans de phénomènes de côlite. A 3 reprises elle a rendu du sang rouge et du pus pendant quelques jours. Son régime est assez sévère depuis 3 ans ; pourtant, les phénomènes douloureux augmentent ; elle localise nettement la lésion dans la fosse iliaque gauche. La constipation est habituelle ; elle détermine de temps en temps des phénomènes douloureux suivis de débâcles. Glaires, muco-membranes, d'une façon continuelle. J'opère cette femme en juillet 1903 et trouve la lésion suivante : sur le côlon iliaque, un épaississement net avec rétrécissement demi-circulaire de l'intestin ; la lumière toutefois n'est pas oblitérée. Il est donc probable que les accidents sont dus au spasme qui survient en amont de la lésion. Je fais une anastomose très large par sutures entre la fin de l'iléon et le côlon pelvien.

Les suites sont très bénignes ; la malade continue à souffrir et à rendre des glaires pendant 3 semaines. Une grossesse a évolué normalement depuis cette époque. Les troubles fonctionnels ont disparu ; l'état général est très bon.

OBSERVATION IV

Ulcère du colon. — Hémorragies. — Iléo-sigmoïdostomie. — Guérison.

Mme R. 26 ans, a eu une grossesse normale il y a 5 ans ; souffre depuis cette époque de l'intestin. Les phénomènes douloureux existaient à gauche avec tant de netteté qu'un confrère a pratiqué l'ablation de l'ovaire de ce côté. Il paraît que cet ovaire était gros et renfermait de petits kystes. Cette opération ne fut suivie d'aucune amélioration. A 3 reprises depuis 6 mois, la malade a eu des hémorragies rouges ; elle évalue chaque perte intestinale à plus d'un grand verre à boire. Elle vient me voir très pâle, très affaiblie.

Laparotomie ; je ne trouve pas d'ulcère comme je pensais ; néanmoins, il doit y avoir des ulcérations du côlon iléo-pelvien, si j'en juge par les plaques laiteuses qui siègent à sa surface, et l'existence des hémorragies antérieures. Je pratique l'exclusion unilatérale de l'intestin, en séparant le cæcum de l'iléon, et en pratiquant une anastomose termino-latérale entre la fin de l'iléon et le côlon pelvien. La malade a présenté une nouvelle hémorragie 4 jours après ; la guérison se maintient depuis un an.

L'état général est très bon. Il n'y a plus d'hémorragies ; la malade éprouve encore des brûlures dans le flanc gauche ; mais elle a pu reprendre sa vie ordinaire.

OBSERVATION V

Côlite ulcéreuse, abcès, iléo-sigmoïdostomie. — Guérison.

Mlle G. 22 ans, domestique, habituellement constipée et émettant des selles muco-glaireuses, a été prise deux fois des accidents suivants : douleurs violentes à gauche, température atteignant 39°5, empâtement, puis selles purulentes du 15e ou 20e jour. Le diagnostic n'est pas douteux : il s'agit chaque fois d'une perforation du côlon avec évacuation spontanée d'un abcès.

Laparotomie, 5 mois après la fin des derniers accidents ; je trouve le côlon descendant et l'iliaque entourés d'adhérences, plus particulièrement en un point où a dû évoluer le foyer qui s'est vidé dans l'intestin. Je pratique une exclusion unilatérale (section de l'iléon au ras du cæcum), et une anastomose iléo-sigmoïdienne. Les suites furent très bonnes, la malade n'a présenté aucun accident depuis un an, malgré un travail pénible.

OBSERVATION VI

Côlite muco-membraneuse. — Constipation. — Amélioration.

Mme D., 50 ans, m'est adressée par le Dr Puche d'Athies, en mai 1902. Notre confrère craint un épithelioma de l'angle gauche du côlon. A plusieurs reprises, cette femme a rendu des glaires et des sécrétions qu'elle déclare purulentes. A plusieurs reprises également elle a eu de la constipation coïncidant avec des douleurs, et un état nauséeux ; amaigrissement de 15 livres.

Laparotomie. Je ne trouve rien, pas même d'épaississement intestinal du côté de l'angle gauche du côlon. Pourtant, le transverse est rétracté, ses parois sont fermes, le côlon descendant est flasque.

Je pratique, à l'aide du bouton de Murphy, l'iléo-sigmoïdostomie; le bouton est rendu au bout de 5 jours.

Pendant 8 à 15 jours, la malade éprouve de telles coliques qu'on doit lui faire des injections de morphine. A partir de ce jour, les douleurs persistent pendant près d'un an, mais non par crises ; les selles sont régulières ; la diarrhée a néanmoins duré 6 à 7 semaines après l'opération. Les glaires et les fausses membranes ne se sont jamais reproduits.

Voici l'état actuel de la malade : Bonne santé générale, constipation et muco-membranes disparues ; coliques non revenues ; cette femme se plaint pourtant de pesanteur dans les reins et dans les fosses iliaques. Elle conserve de la ptose intestinale pour laquelle elle porte une sangle.

OBSERVATION VII

Côlite muco-membraneuse. — Constipation. — Guerison.

Mlle D... entre à l'Hôtel-Dieu en août 1902. Elle se plaint uniquement d'une constipation opiniâtre; elle va à la selle tous les 8 ou 10 jours et au prix de lavements et de purgatifs répétés; a rendu quelques fausses membranes, n'a pas maigri, n'a jamais eu de crises simulant l'occlusion. Somme toute, c'est une constipation opiniâtre qui ne l'empêche de travailler que 2 ou 3 jours par mois. Un régime médical a été suivi sans succès.

Laparotomie. Aucune lésion intestinale. Je fais une large anastomose entre la fin de l'iléon et le côlon iliaque, que je suis forcé de mobiliser par une incision péritonéale juxta-côlique. L'orifice anastomotique présente 7cm de long. Je fais trois points séparés afin de combler la boucle créée par l'anastomose, pour éviter l'étranglement interne ultérieur.

Fermeture du ventre. Les suites ont été bénignes. La malade n'a pas pris un seul lavement pendant son séjour à l'hôpital ; je la revois de temps en temps ; elle n'a jamais été constipée depuis cette époque.

OBSERVATION VIII

Entéro-côlite muco-membraneuse ; constipation, douleurs, hémorragies. — Disparition de tous les troubles fonctionnels après l'opération.

Madame Z..., de Fontaine-lès-Cappy, 30 ans, sans maladie antérieure. Elle a eu un accouchement normal il y a 11 ans. A commencé à ressentir des douleurs abdominales en 1897. Alternatives de constipation et de débâcles ; celles-ci à plusieurs reprises s'accompagnent d'hémorragies. La malade continue à travailler, quoique souffrante. L'état s'aggrave en février 1903, malgré l'hygiène alimentaire et générale. La constipation est constante. Les douleurs sont continuelles. La malade rend des glaires et des fausses membranes en abondance et elle est obligée de garder le lit pendant 7 mois. Elle maigrit de 10 kilos.

Laparotomie le 10 décembre 1903, avec le Dr Anselme, d'Estrées. Iléo-sigmoïdostomie large à l'aide des sutures. Rentrée dans sa famille le 30 décembre 1903, Madame Z... continue à souffrir du ventre pendant 2 mois. Actuellement ses selles sont normales et régulières ; les douleurs ont presque totalement disparu ; l'état général est excellent. La malade, somme toute, va de mieux en mieux chaque jour.

OBSERVATION IX

Côlite ulcéreuse. — Hémorragies. — Iléo-sigmoïdostomie. Des troubles fonctionnels subsistent encore.

Madame S... de Belloy-en-Santerre, 40 ans, a eu 5 accouchements normaux ; elle eut une première crise de côlite en 1895. Constipation opiniâtre, selles très dures, fausses membranes. Le traitement médical et l'hygiène ont amené une grande amélioration pendant 6 ans. Grossesse en septembre 1903 : accouchement simple. Nouvelle poussée de côlite. Depuis cette époque, la malade garde le lit ; douleurs atroces, selles fétides, glaires et fausses membranes. A trois reprises il y eut des hémorragies intestinales. Pâleur extrême, dépression complète.

Laparotomie le 5 juin 1904. On ne trouve pas de lésion. Ecrasement et ligature de l'iléon au ras du cæcum (exclusion unilatérale). Entéro-anastomose iléo-sigmoïdienne à l'aide du bouton.

Depuis cette époque, les selles sont normales et régulières. L'état général s'améliore, mais les troubles fonctionnels n'ont pas tous disparu ; la marche reste difficile, la malade souffre encore.

OBSERVATION X

Entéro-côlite, douleur fixe à droite. — Constipation. — Entéro-anastomose à l'aide de sutures. — Guérison.

Madame D... 46 ans, débitante, dont la mère est morte d'un cancer d'intestin, est une femme nerveuse portant au cou des cicatrices de ganglions scrofuleux.

Mariée à 21 ans, accouchée à 40 ans avec application de forceps, elle est atteinte depuis sa jeunesse de constipation opiniâtre qui nécessite des lavements quotidiens.

A 21 ans, subitement elle ressent dans l'hypocondre droit une douleur violente. On l'emporte chez elle. La douleur cède après l'administration de lavements qui sont suivis de l'évacuation de scybales.

De 26 à 31 ans, Madame D... souffre de l'estomac ; ses souffrances disparaissent de 31 à 40 ans ; la constipation persiste toujours.

L'accouchement, à 40 ans, ne donne lieu à aucun trouble fonctionnel intestinal.

Dès 44 ans, les lavements ne suffisent plus à vaincre la constipation ; le ventre se ballonne. Douleurs vagues, picotements parfois dans l'hypocondre droit ; selles obtenues à la suite de nombreux lavements et laxatifs, et consistant en matières dures, mélangées de mucus et de fausses membranes. Le Dr Hamard, consulté, pense à l'entéro-colite membraneuse et prescrit le régime lacté ; l'état de la malade ne s'améliore pas ; elle maigrit de 20 kilos en moins d'une année.

Je suis appelé auprès d'elle en août 1903 ; je constate l'empâtement douloureux de la région sous-hépatique, au niveau de l'angle droit du côlon. La malade entre à ma clinique.

Laparotomie le 8 septembre 1903 ; incision sous-ombilicale, j'explore l'angle droit du côlon ; quelques adhérences, pas de tumeur, pas d'épaississement de l'organe ; je fais une iléo-sigmoïdostomie avec des sutures. Le ventre est fermé sans drainage.

A 4 heures du soir, la malade a une hémorragie intestinale qui cède à quelques lavements d'eau oxygénée ; les suites sont normales ; le 4 octobre la malade rentre chez elle ; depuis, son état est excellent ; les selles sont régulières et normales ; aucun trouble intestinal ; l'embonpoint revient ; la neurasthénie a disparu presque complètement.

OBSERVATION XI

Ulcère d'estomac. — Gastro-entérostomie en Y. — Côlite très douloureuse. — Anastomose iléo-sigmoïdienne. — Amélioration.

Jeune fille de 25 ans adressée par le Dr Gamblin (de Fruges) il y a 5 ans. Les phénomènes gastriques (vomissements, douleurs, stase) nécessitèrent une anastomose gastro-jéjunale. Amélioration de la malade. Deux ans plus tard, celle-ci maigrit, présente des selles muco-membraneuses, des douleurs violentes, et se trouve incapable de travailler. Je l'opère de nouveau et ne trouve d'autre lésion qu'un gros intestin entièrement contracturé. Je pratique une iléo-sigmoïdostomie à l'aide des sutures. La boucle est fermée par deux points séparés sur les replis mésentériques. La guérison opératoire est rapide.

Je revois souvent mon opérée. Son état général est meilleur; elle a repris de l'embonpoint. Mais c'est un insuccès presque complet. Les douleurs persistent continuelles malgré l'absence de la constipation. La malade, quoique très améliorée à mon point de vue, se plaint toujours amèrement de son sort.

OBSERVATION XII

Côlite muco-membraneuse. — Forme très douloureuse. — Iléo-sigmoïdostomie. — Résultat encore trop récent.

Madame J... En mai 1904, le Dr Dassonville d'Albert m'envoie cette malade. Elle éprouve une douleur si vive, si localisée à gauche de l'utérus, le toucher combiné au palper révèle si bien un cylindre dur, qu'on croirait une trompe distendue par du pus. Ces accidents sont consécutifs à un accouchement. La malade a de la constipation et rend de fausses membranes. Elle marche pliée en deux. Je pratique l'opération suivante :

Laparotomie ; sur l'anse iléo-pelvienne je trouve 2 ou 3 plaques grisâtres, épaissies, grosses comme des pièces de 20 centimes. Je pense qu'elles répondent à des ulcérations intestinales. Je me mets en mesure de faire une exclusion unilatérale. L'iléon est écrasé au ras du cæcum ; chaque moignon est enfoui sous une suture en bourse. Je pratique alors une anastomose latéro-latérale entre l'iléon, à 10^{cm} de sa terminaison, et le côlon pelvien.

Les suites ont été assez pénibles ; la malade a fait un foyer pneumonique à droite ; elle a craché du pus pendant 3 semaines. Actuellement l'état général s'améliore ; les fonctions s'opèrent bien, mais la malade n'est pas encore satisfaite de son état. Elle travaille encore très peu.

DRAINAGE ABDOMINO-RECTAL

DES ABCÈS PELVIENS

D'ORIGINE APPENDICULAIRE

I. — *GÉNÉRALITÉS SUR L'APPENDICITE PELVIENNE*

On dit qu'il y a appendicite pelvienne non seulement quand l'appendicite enflammé plonge dans le bassin, mais aussi quand un foyer pelvien se forme, le vermium restant en position iliaque. Les micro-organismes filtrant alors à travers les tuniques de l'organe malade suivent la paroi déclive du pelvis et viennent former un abcès dans le cul de sac de Douglas.

D'après Harschibald et Rotter, le foyer pelvien existe dans 1/3 des cas d'appendicites aiguës ; ce chiffre est inférieur à la réalité si je m'en rapporte à la dernière série que j'ai eu à opérer. (10 sur 16).

Nous rappellerons en deux mots que l'appendicite pelvienne diffère en quelques points de l'appendicite classique. La douleur ne siège pas toujours au point de Mac-Burney ; le plus souvent le malade accuse une sensibilité dans tout le ventre ; ou bien il la localise autour de l'ombilic ou au-dessus du pubis. Les symptômes péritonéaux sont constants ; l'abdomen se ballonne rapidement, surtout dans sa partie inférieure. L'attention du médecin est attirée vers le bassin par les phénomènes suivants : douleur vésicale, troubles de la miction, épreintes rectales, érection, etc... Au bout de 8 à 10 jours, le toucher rectal fait percevoir une collection.

II. — *TOPOGRAPHIE DES ABCÈS PELVIENS*

A la suite de l'inflammation ou de la rupture de l'appendice — que cet organe occupe le petit bassin, ou qu'il reste fixé au-dessus du détroit supérieur, — il peut se former une collection de pus dans le cul de sac de Douglas, immédiatement en avant du rectum. Cette collection peut être limitée à ce point déclive, mais elle peut coexister avec un foyer iliaque droit ou gauche. Elle peut ne pas descendre aussi bas et s'arrêter dans le voisinage du détroit supérieur. Elle peut enfin présenter un volume très variable.

L'appendice, comme nous venons de le dire, ne commande pas toujours, par sa position, le siège de l'abcès. Nous ne nous occuperons donc pas de cet organe. Le chirurgien n'a d'autre but que d'ouvrir et de bien drainer la masse de pus qui menace le péritoine ; la cure radicale importe peu.

a) Abcès uniquement pelvien. — En principe, l'abcès occupe le Douglas. Séparé en haut du péritoine par un dôme d'adhérences, il répond en avant à l'utérus et au vagin chez la femme, à la vessie chez l'homme. En arrière, il bombe vers le rectum et se montre accessible au toucher. La collection n'est pas toujours aussi bas située. Il arrive souvent que l'abcès soit immédiatement au-dessous du détroit supérieur ; il est dit alors *pelvien supérieur* (BROCA). Le palper iliaque ne le perçoit pas ; le toucher rectal est également négatif. Quelques jours plus tard, si la collection n'entre pas en résolution, elle remonte vers l'arcade crurale et devient « iliaque », ou descend vers le Douglas et devient franchement pelvienne. Le toucher rectal la fera alors reconnaître.

Somme toute, l'abcès pelvien supérieur et unique n'est diagnostiqué par le chirurgien qu'au cours d'une intervention ; mais si cette collection n'est pas ouverte, elle se transforme elle-même en un abcès iliaque ou en un abcès *pelvien unique inférieur.* Dans les deux cas, 2 ou 3 jours de patience rendent le pus accessible au bistouri.

b) Abcès ilio-pelvien. — La collection purulente occupe à la fois le petit bassin et la fosse iliaque droite. Tantôt l'abcès, d'abord pelvien, a fusé vers l'abdomen ; tantôt, au contraire, l'abcès d'abord iliaque, est descendu vers le bassin ; tantôt enfin, ces deux abcès ont évolué, l'un dans le bassin, l'autre dans la fosse iliaque, chacun pour son propre compte, et ont fini par communiquer.

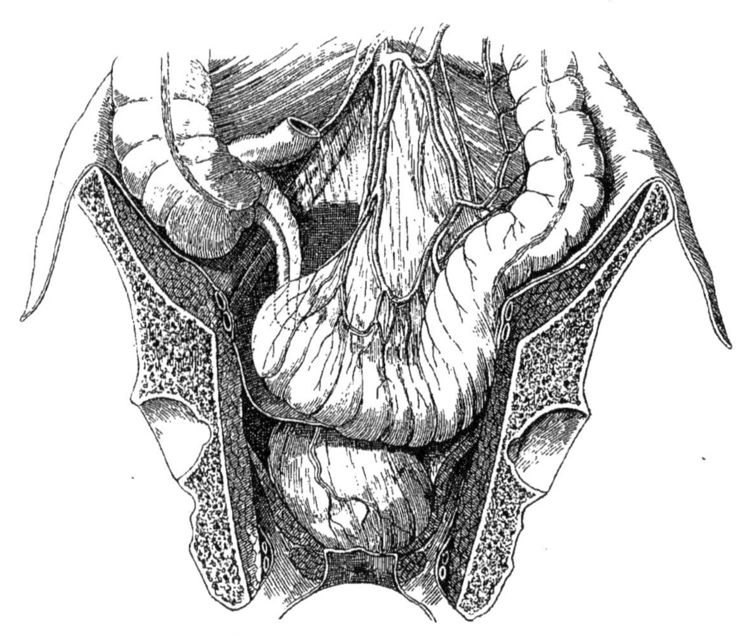

Fig. 1. — *Appendice en position pelvienne*

c) Abcès indépendants. — Quand deux abcès, l'un iliaque, l'autre pelvien, évoluent côte à côte comme nous venons de le dire, ce processus résulte de ce qu'un abcès péri-cæcal s'est développé autour d'un appendice perforé, tandis qu'une partie des liquides septiques, par l'organe malade, est tombée dans le cul-de-sac de Douglas, et a produit un deuxième abcès. Les deux collections évolueront sans communiquer entre elles, du moins au début. Il est facile de constater cette indépendance des poches au cours des interventions. L'opérateur incise la fosse iliaque droite, un abcès est vidé, le pus est bien lié, épais, d'aspect phlegmoneux. Comme le volume de la collection évacuée ne répond pas à la masse que le toucher rectal avait reconnue, le chirurgien recherche une collection pelvienne. A l'aide des doigts, il décolle soigneusement les anses intestinales agglutinées ; un jet de pus apparaît : pus clair, mal lié, très abondant, plus ou moins fétide que le premier. Il existe donc deux collections indépendantes. La fusion des deux foyers aurait pu s'effectuer spontanément et réaliser l'abcès en sablier : sablier dont un renflement occupe la fosse iliaque droite, l'autre le bassin, et dont l'étranglement correspond au détroit supérieur.

d) Vaste collection. — On peut constater, à la suite de l'appendicite, des abcès énormes ; toute la cavité pelvienne est pleine de pus : la collection déborde même sur les deux fosses iliaques. Ces abcès ont été justement comparés à un champignon dont la tige est représentée par le foyer pelvien, et le chapeau par la masse purulente qui occupe les fosses iliaques. Ces formes se voient assez rarement aujourd'hui ; l'abcès est ouvert avant d'atteindre un pareil volume.

III. — *TRAITEMENT*

a) Faut-il agir ? — Il est de notion courante qu'un certain nombre d'appendicites graves guérissent spontanément. Un jour le malade se trouve soulagé à la suite d'une selle purulente. L'abcès s'est ouvert dans l'intestin. La nature a pratiqué elle-même l'incision rectale. Si tous les abcès d'origine appendiculaire devaient s'ouvrir spontanément dans le rectum, nul doute qu'il faudrait les abandonner à eux-mêmes. Malheureusement, l'évacuation spontanée peut s'opérer dans la vessie ou le péritoine. Parfois même le malade peut mourir intoxiqué avant l'élimination naturelle du pus. Il faut donc opérer toute collection pelvienne d'origine appendiculaire.

b) *Comment faut-il agir ?* — On peut ouvrir l'abcès par une incision *para-sacrée*, *périnéale*, *vaginale*, *abdominale*, *rectale*, *abdomino-rectale*.

La méthode para-sacrée draine bien l'abcès pelvien, mais nécessite la section du grand fessier et du ligament sacro-sciatique.

L'incision périnéale est également trop complexe, bien que la technique de la prostatectomie, réglée par Proust, ait singulièrement facilité cette voie.

L'incision vaginale expose à l'infection de l'utérus. Nous ne nous occuperons donc que des voies abdominale, rectale, abdomino-rectale.

1° *Incision abdominale*. — Cette méthode est employée par un grand nombre d'opérateurs, principalement par ceux qui ignorent la fréquence des collections pelviennes. Le diagnostic d'appendicite est fait d'après les symptômes fonctionnels. On commence l'opération par l'incision iliaque droite. Si l'incision ouvre la cavité libre du péritoine, il faut protéger l'abdomen par des compresses et rechercher le foyer pelvien. Toute l'opération s'arrête là.

Cette méthode est passible de deux reproches.

a) Elle draine mal, puisque l'orifice d'évacuation est placé tout à l'opposé du point déclive de l'abcès. Je connais plusieurs de mes anciens opérés qui sont morts de rétention purulente à la suite d'opérations de ce genre. D'autres ont guéri après la simple incision abdominale, mais grâce à ce que la collection pelvienne secondaire s'est vidée spontanément dans le rectum 10 ou 15 jours plus tard.

b) Le deuxième reproche dont est passible l'incision purement abdominale, est le danger d'inoculer le péritoine.

L'incision abdominale simple, c'est-à-dire sans contre-ouverture rectale, est donc à rejeter.

2° *Incision rectale*. — L'incision rectale est considérée par la plupart des chirurgiens comme l'incision de choix ; on doit lui reconnaître l'énorme avantage de la bénignité et de la simplicité. On la pratique de la façon suivante. L'anus est dilaté, le sujet placé en position périnéale. Le rectum est lavé et asséché ; une valve abaisse la paroi rectale postérieure vers le sacrum. L'index gauche tâte la paroi rectale antérieure et sent la collection. La main droite tient une paire de ciseaux courbes. Ceux-ci, guidés par l'index gauche immobile, incisent, couche par couche, la paroi intestinale.

Celle-ci étant incisée, la pointe fermée de l'instrument est poussée vers la collection, qui s'ouvre et se vide. Un drain est placé dans la cavité. Si une artère hémorroïdale donne, on tamponne le rectum pendant quelques heures, ou, suivant la pratique de Jaboulay, on fixe l'incision rectale à la peau de l'anus par deux points de sutures.

3° *Drainage abdomino-rectal.* — C'est à cette méthode que nous avons toujours recours dans le traitement des abcès pelviens. Je rappelle que les collections pelviennes peuvent se présenter dans deux conditions différentes. Tantôt il s'agit d'*un abcès ilio-pelvien*, c'est-à-dire d'une collection étendue depuis la paroi iliaque droite jusqu'au fond du Douglas. Tantôt on est en présence d'un *abcès uniquement pelvien*, le reste de l'abdomen restant indemne, et libre de toute adhérence.

L'opération comprend 3 temps : l'incision iliaque, l'ouverture du foyer, et la perforation du rectum.

Premier temps : *Incision iliaque.* — Celle-ci est pratiquée à peu de distance de l'épine iliaque, généralement à droite, rarement à gauche, parfois des deux côtés à la fois (dans les grandes collections).

S'il s'agit d'un abcès ilio-pelvien, l'incision abdominale ouvre d'emblée le foyer ; le pus est évacué. S'il s'agit d'un abcès uuiquement pelvien, l'ouverture mène directement dans la cavité libre du péritoine. Il va falloir protéger les anses intestinales par des compresses de gaze, avant de décoller les anses agglutinées.

Deuxième temps : *Ouverture du foyer par l'abdomen.* — Si la collection est sous-pariétale, le pus se vide dès que la paroi est incisée ; mais l'opération n'est pas terminée. Fréquemment il existe, soit un prolongement pelvien, soit une collection pelvienne isolée ou communiquant avec la première par un orifice étroit. Il faut alors plonger le doigt dans le foyer et le diriger vers le bassin. On verra alors un deuxième abcès se vider.

Si le foyer est uniquement pelvien et séparé de la cavité libre du péritoine par un dôme d'adhérences, il faut d'abord protéger soigneusement l'abdomen par des compresses de gaze. On décollera ensuite les anses agglutinées jusqu'à ce qu'une gouttelette de pus apparaisse ; si alors on dispose d'une grosse sonde Nélaton, ou d'un drain non perforé, on l'introduit par l'orifice d'où sort le pus. Sous l'influence de la tension de l'abcès ou sous l'action du siphon, la collection se vide complètement par le tube sans même souiller les compresses. Le tube est ensuite retiré.

TROISIÈME TEMPS : *Ouverture du rectum* (fig. 2).

Il ne s'agit pas de faire une incision, mais un simple pertuis. C'est une perforation chirurgicale qu'on va créer à l'aide d'une pince ; cette petite plaie sera suffisante pour admettre le passage d'un drain, elle se fermera spontanément dès que celui-ci sera retiré.

Voici comment nous la pratiquons : Par l'incision iliaque droite un long clamp courbe est poussé, le bec en bas ; l'extrémité de la pince descend avec précaution vers le Douglas, maniée avec la même prudence que s'il s'agissait d'un explorateur vésical. Tandis que la main gauche du chirurgien maintient les branches de l'instrument, l'index droit (ganté) introduit dans le rectum en perçoit l'extrémité au contact du Douglas. Cet index se rend compte de l'épaisseur des tissus à traverser et modifie, si besoin est, la direction du clamp. L'extrémité de la pince, facile à sentir à travers la paroi rectale, est alors poussée vers l'anus. Elle sort à l'extérieur, coiffée par la paroi rectale ; un coup de ciseaux permet à l'instrument de traverser l'intestin. Les mors de la pince sont ouverts ; un drain leur est présenté ; les mors se rapprochent et le tube est attiré de bas en haut jusqu'à la plaie iliaque ; un crin le fixe. Le drain dont on fera usage présente les caractères suivants : sa longueur est de 20 à 30^{cm} suivant la taille du sujet ; sa partie moyenne seule, c'est-à-dire celle qui correspond à la collection, est percée de trous latéraux ; son diamètre est égal à celui d'un doigt. Dès que le drain est en place, le foyer pelvien achève de se vider par l'orifice inférieur du tube (fig. 3).

IV. — *SOINS CONSÉCUTIFS*

a) Tamponnement à la gaze. — Quand il s'agit d'une collection pelvienne communiquant avec un foyer iliaque, le tamponnement est inutile puisque la grande séreuse est protégée. Quand il s'agit d'un foyer uniquement pelvien, il faut avoir eu la précaution d'entourer le champ opératoire de lanières de gaze. Ces lanières resteront pendant l'opération. Dès que le drain abdomino-anal sera placé, elles seront retirées et remplacées par quelques lamelles

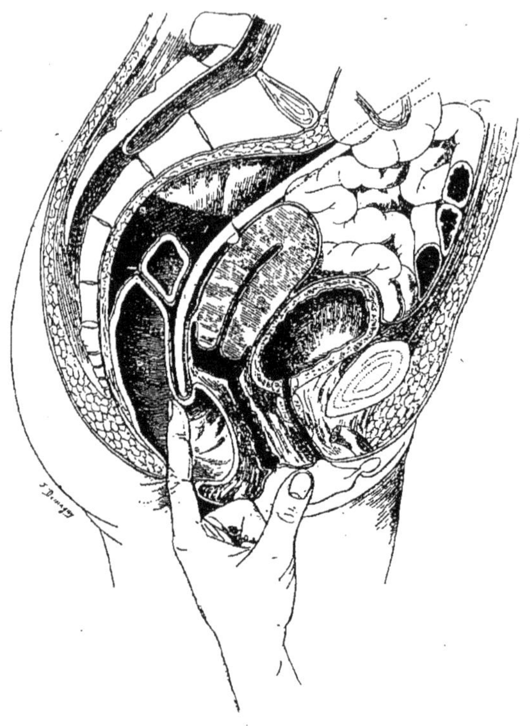

Fig. 2

Une pince courbe introduite par l'incision iliaque est poussée vers le Douglas, au point déclive de la collection; le bec de l'instrument fait effort contre le rectum. — L'index de la main droite (muni d'un doigtier) sent l'extrémité de la pince qui fait saillie dans la cavité de l'intestin; ce doigt oriente l'instrument qui va se diriger hors de l'anus et crever la paroi rectale. Il suffira alors d'ouvrir les mors du clamp pour faire bâiller la plaie de l'intestin et saisir le drain.

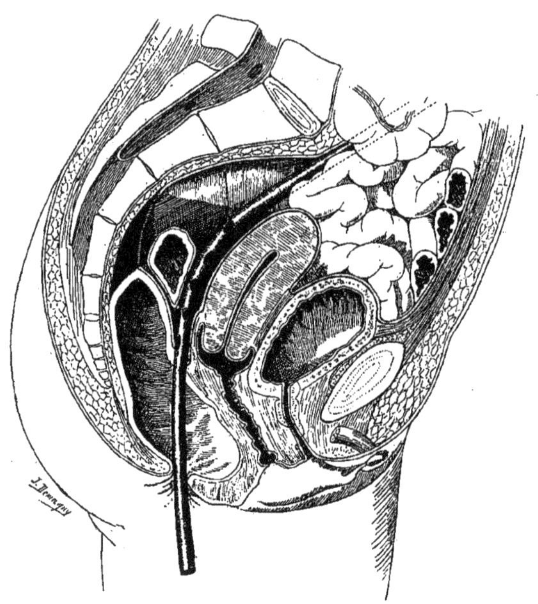

Fig. 3

Le clamp ayant saisi le tube l'a ramené de bas en haut jusqu'à la plaie iliaque. — Ce tube présente une partie moyenne, dans le foyer, percée de trous ; les portions supérieure et inférieure ne sont pas percées ; de cette façon, les matières ne peuvent pénétrer dans la cavité rectale, et les injections poussées par l'extrémité supérieure du drain ne peuvent sortir que par les trous latéraux ou le bout inférieur.

moins serrées et disposées autour du tube. On enlèvera celles-ci au bout de 48 heures ; les adhérences seront suffisantes.

b) *Lavages.* — On fera tous les jours une irrigation à l'eau oxygénée ; le liquide pénétrera par l'orifice supérieur et sortira par l'inférieur. Pendant le lavage, on pincera de temps en temps l'extrémité terminale du drain pour permettre au liquide de passer dans la poche par les trous latéraux (fig. 3).

c) *Drain.* — Le drain est maintenu par son extrémité supérieure à l'angle inférieur de la plaie iliaque à l'aide d'un crin. Point n'est besoin de le fixer à l'anus ; son immobilité est certaine. Ce tube restera en place 8, 15, 20 jours ; sa présence n'offre aucun inconvénient. On le retire quand la température est normale, et quand la suppuration est tarie. La perforation rectale se ferme rapidement.

V. — *AVANTAGES DE CETTE MÉTHODE*

Je ne parlerai pas des incisions périnéale, para-sacrée ou vaginale dont les indications sont restreintes, si tant est qu'elles existent ; et ne comparerai le drainage abdomino-rectal systématique qu'à l'incision purement abdominale ou purement rectale.

1° *Le drainage abdomino-rectal assure un écoulement parfait.*

Le pus s'écoule aussi facilement par l'orifice supérieur que par l'orifice inférieur dans le cas où une extrémité vient à s'obstruer. Le foyer communique avec l'air extérieur par ses deux extrémités. La pression étant la même au dehors et au dedans du foyer, les lavages sont plus efficaces ; le foyer pelvien est ouvert à ses deux extrémités, l'irrigation pénètre par l'une et sort par l'autre : le balayage est donc complet.

2° *Le drainage abdomino-rectal est inamovible et indéréglable.*

Après une incision purement abdominale, il arrive que l'extrémité inférieure du drain se déplace. Je ne parle pas du drain purement rectal, qui est toujours expulsé dans les 24 heures. Le long tube qui pénètre par la plaie iliaque et ressort par l'anus, tient avec la plus grande facilité, du jour où on le place jusqu'au jour où on le retire. Pendant ce laps de temps, le foyer reste ouvert à ses deux extrémités.

3° *Le drainage abdomino-rectal ne permet pas l'introduction des matières dans le foyer.*

On a reproché aux partisans de l'incision rectale simple, de permettre l'entrée des matières dans le foyer. Cet accident n'offre ni la fréquence, ni la gravité dont on l'accuse. Pourtant, il est préférable d'avoir recours à la méthode combinée qui l'évite sûrement. Comme on l'a vu par notre technique, le rectum n'est pas incisé ; il est simplement perforé. Le tube de caoutchouc entre à frottement par le pertuis artificiel ; le foyer s'ouvre directement au dehors sans passer par le rectum.

4° *L'incision abdomino-rectale ne donne pas d'écoulement sanguin.*

L'incision rectale simple cause parfois une hémorrhagie assez sérieuse pour nécessiter le tamponnement. Jaboulay a même conseillé de suturer l'incision de la muqueuse à l'anus. L'ouverture abdomino-rectale n'ouvre aucun vaisseau du côté du rectum. La plaie faite par la pince par divulsion ne donne pas une goutte de sang ; d'ailleurs le gros drain, qui entre à frottement, suffirait à faire l'hémostase.

5° *L'incision abdomino-rectale est moins aveugle que l'incision rectale simple.*

Il arrive parfois qu'une anse du côlon pelvien s'interpose entre le rectum et le foyer suppuré. L'incision rectale simple peut léser l'intestin. En incisant le rectum de l'extérieur à l'intérieur, on évite de blesser un organe voisin.

Cette méthode permet également d'éviter quelques méprises. En général le diagnostic du foyer pelvien d'origine appendiculaire n'est pas difficile à poser ; mais il peut arriver qu'un opérateur systématique par la voie rectale ou vaginale, tombe sur un kyste ovarique tordu, ou sur un hématocèle. Il serait regrettable d'ouvrir dans un milieu septique des collections non infectées et très infectables. Si donc l'ouverture rectale est bonne par la déclivité du drainage qu'elle procure, elle n'est parfaite qu'à condition d'être précédée d'une incision abdominale.

6° *La méthode abdomino-rectale convient aux foyers multiples.*

Nous avons vu qu'il existe souvent une collection iliaque et une collection pelvienne indépendantes. Le chirurgien a perçu par le toucher rectal un abcès pelvien ; le palper iliaque aidé de la percussion ne semble pas indiquer le foyer iliaque. Ce foyer existe néanmoins et ne communique pas avec la poche pelvienne. L'incision rectale videra une poche et laissera l'autre. La méthode abdomino-rectale aurait ouvert et drainé les deux.

VI. — *OBJECTIONS QU'ON PEUT FAIRE A LA MÉTHODE ABDOMINO-RECTALE*

(a) *Méthode plus complexe que l'incision rectale simple.*

Quand une suppuration d'origine appendiculaire paraît occuper nettement la fosse iliaque et le bassin, pas un opérateur n'hésitera à faire l'incision iliaque complétée d'une contre-ouverture au Douglas. Mais quand un gros abcès bombe nettement par en bas, il est certain que l'incision pure et simple du rectum est plus facile et plus rapide. Sur un malade très infecté, à température élevée, avec collection très accessible par l'anus, il est bien possible que je commence par une incision rectale, quitte à pratiquer une ouverture iliaque les jours suivants si la collection se draine mal. Cette question de la facilité opératoire n'est pas toutefois un argument suffisant, s'il est démontré que les soins post-opératoires sont plus faciles et plus efficaces par la méthode combinée. Il est bien rare qu'un malade soit assez peu résistant pour ne pas supporter une opération de 10 minutes ; il n'en faut pas tant pour faire la double incision.

(b) *L'opération abdomino-rectale est plus dangereuse que l'incision rectale simple.*

Je suis convaincu que l'incision purement abdominale expose à l'inoculation du péritoine quand il existe un foyer uniquement pelvien. L'inoculation peut alors se faire, non pas pendant l'opération, puisque le péritoine est protégé, mais pendant les heures qui suivent.

Avec la méthode abdomino-rectale, toute inoculation est impossible. Pendant l'évacuation iliaque l'abdomen est protégé par des compresses, et le jet de pus est dérivé par un tube de caoutchouc. Dès que l'opération est terminée, les liquides septiques s'écoulent par l'extrémité inférieure du drain.

VII. — *CONCLUSIONS*

Il résulte, de ce qui précède et de notre expérience personnelle, que l'incision abdominale complétée de contre-ouverture rectale, est le moyen le plus efficace d'évacuer et de drainer un abcès pelvien. La méthode peut paraître plus délicate et plus dangereuse ; elle nécessite simplement une intervention moins courte et plus soigneuse que la méthode purement abdominale ou purement rectale. Ces petits inconvénients sont largement compensés par les avantages suivants : drainage efficace et indéréglable, lavages faciles, étanchéité du foyer vis-à-vis des matières, absence d'hémorragie et pansements faciles.

OBSERVATIONS

OBSERVATION I

Abcès iliaque et pelvien indépendants. — Drainage abdomino-rectal. — Guérison.

En août 1902 entre à l'Hôtel-Dieu une jeune fille de 18 ans, porteuse d'une appendicite au 12e jour. Le ventre est un peu tendu; le palper est douloureux surtout au-dessus du pubis. Le toucher rectal fait sentir une masse très nette. Température 38° 5 à 39°.

Incision iliaque droite. Evacuation d'un pus crémeux, épais, en faible quantité. En décollant des anses adhérentes, je vois apparaître brusquement un flot de pus séreux fétide ; je fais une contre-ouverture rectale. Le drainage reste 8 jours. La malade sort guérie au bout d'un mois.

OBSERVATION II

Abcès uniquement pelvien. — Laparotomie sus-pubienne. — Drainage abdomino-rectal. — Cure à froid un an plus tard.

Jeune fille de 16 ans, entrée à l'Hôtel-Dieu en septembre 1903, au 14e jour de l'appendicite. Pas de réaction péritonéale. Un point très douloureux au-dessus du pubis; douleurs en urinant. Urines troubles, le toucher rectal fait sentir un abcès.

Laparotomie médiane. Je tombe dans la cavité libre du péritoine. Après la protection des anses, j'ouvre un abcès rétro-vésical. Après évacuation de l'abcès, contre-ouverture rectale et drainage recto-sus-pubien. La malade quitte l'Hôpital au bout de 5 semaines. Je l'ai réopérée au commencement de ce mois, un an après la première opération, pour guérir l'éventration formée, et enlever l'appendice. Ce dernier était fixé par sa pointe à l'articulation sacro-vertébrale.

OBSERVATION III

Abcès iliaque et pelvien indépendants. — Incision des deux collections. — Amélioration purulente. — Drainage abdomino-rectal. — Guérison.

En avril 1904, un enfant atteint d'appendicite au 15e jour fut incisé par le rectum et la fosse iliaque séparément et dans la même séance. Une détente survint et dura 8 jours. Puis la température remonta ; l'état général s'altéra. Le malade fut alors réendormi ; à l'aide d'un clamp courbe introduit par la plaie iliaque et sortant par le rectum, je fis communiquer les 2 foyers. Le drainage abdomino-rectal resta 8 jours en place, et le malade guérit.

OBSERVATION IV

Vaste abcès ilio-pelvien. — Double incision : iliaque et rectale. — Guérison.

Le jeune D... est pris au collège de Péronne de violentes douleurs. Le Dr Boulanger trouve le point de Mac-Burney, condamne le malade au repos et à l'opium. Les phénomènes s'amendent et l'enfant se lève au 6e jour. Il revient alors à Roisel chez ses parents, où il est repris de douleurs. Le Dr Provins est appelé ; il le trouve dans l'état suivant : Figure fatiguée, mais pas mauvais facies, langue très sale. Pouls 90 ; aucune douleur abdominale, pas de défense de la paroi. L'enfant a mangé, 2 heures avant, deux œufs et bu un verre de vin ; pas de nausées. Le Dr Provins fait le toucher rectal, et pose le diagnostic d'abcès pelvien appendiculaire.

Je vois le malade 8 jours après le début des accidents. L'exploration du ventre n'indique rien, mais le toucher rectal perçoit un gros abcès pelvien.

Incision iliaque droite ; le péritoine est libre. Comme j'avais constaté un peu de matité vers la fosse iliaque gauche, je me dirige de ce côté, et évacue un foyer meso-cæliaque. Le doigt explorateur se dirige vers la fosse iliaque gauche, je fais une contre-ouverture de ce côté. La quantité de pus évacué ne répond pas au volume de l'abcès pelvien reconnu. J'enfonce le doigt dans le bassin, un flot de pus jaillit dans la plaie iliaque. Je fais une contre-ouverture rectale suivant ma méthode habituelle.

La nuit se passe très bien. Le Dr Provins constate le parfait écoulement du pus par la partie anale du drain. Au bout de 8 jours pendant lesquels on a fait des lavages oxygénés, toute trace de suppuration a disparu. En quatre semaines l'enfant fut guéri.

OBSERVATION V

Appendicite aiguë. — Gros foyer pelvien. — Rupture spontanée dans le péritoine. — Septicémie. — Drainage abdomino-rectal. — Mort.

La jeune L. B..., 9 ans, a de la constipation opiniâtre depuis son plus jeune âge. Elle se plaignait périodiquement depuis 2 ans de douleurs dans l'abdomen ; ces douleurs survenaient brusquement et duraient 1 ou 2 jours. Elles cédaient à 15 gr. d'huile de ricin.

Prise subitement le matin de vomissements alimentaires, puis bilieux et de céphalée. Le Dr Provins (de Roisel) voit l'enfant : ventre non douloureux, langue sale, urines rares. Il prescrit un vomitif, de l'huile de ricin, diète hydrique. Le lendemain, amélioration. Lavages d'intestin. Le 4me jour, à minuit, apparition brusque de douleurs abdominales survenant par crises comme dans l'occlusion. L'enfant accuse une barre transversale entre les deux fosses iliaques. Pas de point de Mac-Burney. Le facies s'altère et prend l'aspect péritonéal. Pas de défense musculaire du ventre. Le Dr Provins fait le diagnostic de l'appendicite ; mais ne pouvant localiser l'affection, me fait venir. Je vois l'enfant en très mauvais état ; facies péritonéal, vomissements noirs, pouls misérable, ventre ballonné sans localisation ; le toucher rectal fait sentir un énorme abcès bombant en avant.

Laparotomie iliaque droite ; on se rend compte admirablement qu'il s'agissait d'un abcès pelvien enkysté, lequel s'est ouvert dans le péritoine. On voit le point où les adhérences se sont rompues, et on suit la fusée purulente le long du bord étroit du cæcum, et jusque sous le foie. Le pus abdominal est épongé ; le péritoine protégé, l'abcès pelvien vidé par en haut. La perforation rectale est faite avec un clamp courbe suivant notre procédé. Un long drain est placé entre la plaie iliaque et l'anus. Un flot de pus sort par l'extrémité inférieure du tube. Un second drain est dirigé sous le foie.

Les vomissements cessent après l'opération. Le pouls reste petit, filiforme, à 130.

Opérée à 2 heures du soir, l'enfant est revue par le Dr Provins à 8 heures. Injection de sérum, pas de caféine, pouls 110, l'enfant cause facilement. A minuit on vient chercher le médecin et on lui apporte les deux drains arrachés par l'enfant. Celle-ci mourut dans la nuit.

OBSERVATION VI

Abcès iliaque et pelvien indépendants, drainage abdomino-rectal. — Guérison.

Le jeune B. de Cartigny, 12 ans, atteint d'appendicite depuis 10 jours. La réaction péritonéale a disparu. On sent au palper une masse au-dessus du pubis, et débordant à droite. Douleur en urinant. Le toucher rectal fait sentir de l'empâtement, mais pas une collection nette.

Incision iliaque droite. Je vide une collection ; celle-ci n'est pas en rapport avec ce qu'indique le toucher rectal. En décollant les anses vers le bassin, j'ouvre un second abcès et pratique une contre-ouverture rectale. L'abcès est évacué uniquement par la voie iliaque et mal drainé (tube trop court). A deux reprises, le malade fait de la rétention purulente après l'ablation du drain.

Je revois le malade 3 semaines après l'opération ; je dois rétablir le drainage, qui fonctionne bien désormais. Le malade guérit au bout de 2 mois.

OBSERVATION VII

Abcès uniquement pelvien. — Purpura hemorragica pendant la convalescence. — Drainage abdomino-rectal. — Guérison.

Le jeune H., d'Harbonnières, 7 ans, est atteint d'appendicite depuis 12 jours. Température, 38° environ. Toucher rectal révèle une masse bombant nettement vers l'intestin ; le ventre est un peu ballonné. Je ne sens pas d'abcès iliaque. Incision iliaque droite : péritoine libre. Décollement des anses, ouverture d'un gros abcès, contre-ouverture rectale. Guérison complète au bout d'un mois.

A cette époque, le malade fait une poussée très grave de purpura-hemorragica, mais il finit quand même par guérir.

OBSERVATION VIII

Abcès ilio-pelvien occupant les deux fosses iliaques et le bassin. Drainage abdomino-rectal. — Guérison.

Le jeune S... 11 ans, ayant eu une première crise d'appendicite il y a 6 ans, est pris d'une nouvelle crise depuis 3 semaines. Je le trouve dans un état lamentable. Teint jaune, émacié, ventre tendu, non douloureux ; le toucher rectal révèle une masse énorme bombant vers l'intestin.

Incision iliaque droite. Un flot de pus apparaît ; le foyer se continue vers le rectum et vers la fosse iliaque gauche ; je place un gros drain abdomino-rectal à droite ; je fais une contre-ouverture à gauche et mets, de ce côté, un tube de 10 ^{cm}. Lavages oxygénés pendant 3 semaines. La cicatrisation est complète au bout de deux mois.

OBSERVATION IX

Appendicite pelvienne ; abcès uniquement pelvien. — Drainage abdomino-rectal. — Guérison.

Le jeune R..., 18 ans, électricien, est atteint depuis 5 jours de vomissements ; météorisme, arrêt des gaz. Pouls à 110 ; les phénomènes se localisent. Je vois le malade avec le Dr de Valicourt 12 jours après le début des accidents. Je sens nettement une collection pelvienne, le palper abdominal est négatif. Douleurs vésicales, érection.

Incision iliaque droite. Je tombe en plein péritoine ; je le protège à l'aide de compresses. Je décolle les anses agglutinées, je vide l'abcès. A l'aide d'un clamp courbe, je fais une ouverture rectale, et je place un drain ilio-rectal. Le tube reste en place pendant 15 jours. La suppuration continue pendant 3 semaines par la plaie supérieure Le Dr Bronner extrait, par un lavage, un beau calcul fécal. La suppuration est tarie.

OBSERVATION X

Abcès pelvien d'origine appendiculaire. — Drainage abdomino-rectal

M. R... instituteur, malade neurasthénique et côlitique, 50 ans, est pris, dans la nuit du 7 au 8 juin 1904, de douleurs violentes dans la région inguinale droite. Il a des nausées et des vomissements. Pendant la journée, les douleurs existent surtout dans la fosse iliaque gauche, la vessie et la verge. Le Dr Testu (Hesdin) prescrit une injection de caféine et des cataplasmes. Le lendemain, le malade va mieux, mais les douleurs hypogastriques persistent. Du 10 au 24 juin, avec la diète, les lavements et la glace, l'état reste stationnaire : douleurs hypogastrique et iliaque gauche ; insomnies, température 37°.

Le 26 juin, température 38°, douleurs pour uriner.

Le 29 juin, je vois le malade ; le palper ne révèle aucun signe objectif.

Opération : Incision iliaque droite, je rencontre un abcès qui se prolonge dans le petit bassin ; le rectum est perforé, et j'établis un drainage abdomino-rectal. Le pus s'écoule par l'ouverture inférieure du drain.

La nuit qui suit, le malade fait 39°, mais la fièvre tombe le jour à 36° 5 et reste constamment entre 36° en 37° jusqu'à la guérison.

Le 1er juillet on fait le premier pansement ; le pus reste abondant, mais continue de s'écouler par la partie anale du drain.

On continue les pansements tous les deux jours, parfois tous les jours. L'alimentation progressive ne donna jamais lieu au moindre trouble intestinal. Le malade, constipé jusque-là, vit sa constipation disparaître totalement.

Le 1er septembre, la plaie iliaque est complètement fermée.

Le 20 septembre, la dernière trace de perforation rectale disparaît. Le malade fut dès lors considéré comme guéri.

INDEX

TRAITEMENT CHIRURGICAL

DE

L'HYPERTROPHIE

DE LA

PROSTATE

Par le Dr V. PAUCHET

Histologie normale et pathologique. — Formes anatomiques et cliniques. — Indications et contre-indications. — Technique opératoire. — Soins consécutifs. — Résultats immédiats. — Résultats éloignés.

MONTDIDIER

IMPRIMERIE J. BELLIN

8

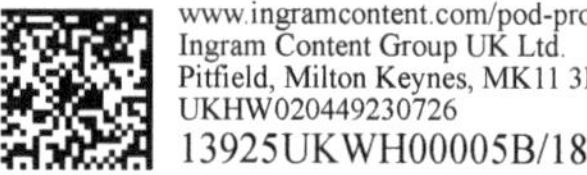

www.ingramcontent.com/pod-product-compliance
Ingram Content Group UK Ltd.
Pitfield, Milton Keynes, MK11 3LW, UK
UKHW020449230726
13925UKWH00005B/1846

9 782014 051117